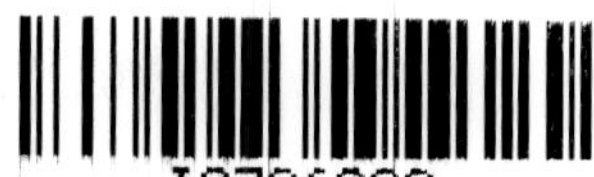
I0786099